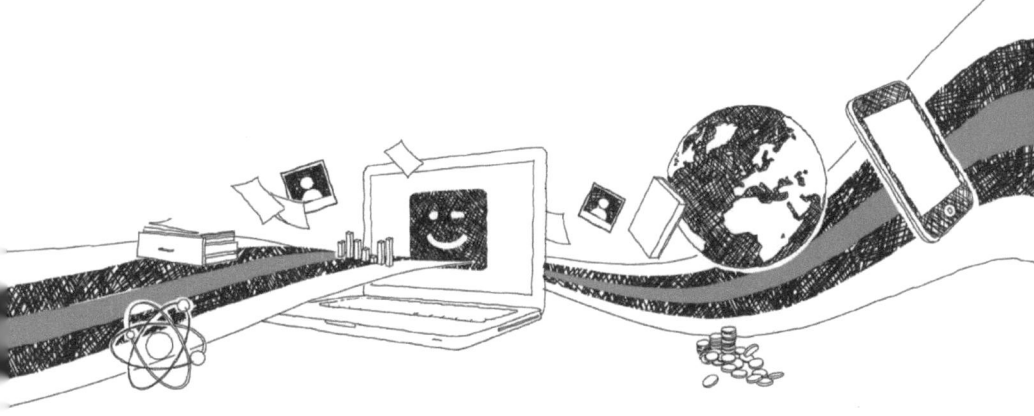
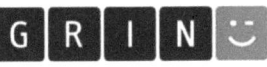

Muskelaufbautraining für Anfänger mit Alltagsgegenständen am Oberkörper

Laurin Wiedemer

GRIN

Bibliografische Information der Deutschen Nationalbibliothek:

Die Deutsche Nationalbibliothek verzeichnet diese Publikation in der Deutschen Nationalbibliografie; detaillierte bibliografische Daten sind im Internet über http://dnb.d-nb.de abrufbar.

ISBN: 9783346972835
Dieses Buch ist auch als E-Book erhältlich.

© GRIN Publishing GmbH
Trappentreustraße 1
80339 München

Druck und Bindung: Books on Demand GmbH, Norderstedt Germany
Gedruckt auf säurefreiem Papier aus verantwortungsvollen Quellen

Das Buch bei GRIN: https://www.grin.com/document/1417060

IST-STUDIENINSTITUT

Sportpark CityClub Bad Krozingen

Muskelaufbautraining am Oberkörper

Training für Anfänger mit Alltagsgegenständen

Tag der Abgabe:　23.06.2020

vorgelegt von:　Laurin Wiedemer

Inhaltsverzeichnis

1. Einleitung

Die aufgrund der Corona-Pandemie erlassenen Beschränkungen haben die Sport- und Fitnessbranche in den letzten Monaten stark getroffen: Fitnessstudios sowie Sportstätten oder Schwimmbäder mussten aufgrund der Corona Epidemie schließen. Training im Freien sowie Training von zuhause rückten auf einmal in den Mittelpunkt vieler Menschen. Sie suchten nach Alternativen, um in der Krisensituation nicht auf das Training verzichten zu müssen. So boten zahlreiche Fitnessstudios Online-Kurse an, zeichneten Trainingsvideos auf oder gaben Inspiration für das Home-Training mit Alltagsgegenständen. Wie auch Anfänger mit Alltagsgegenständen Muskelaufbau mit dem Fokus auf den Oberkörper erzielen können, soll in dieser Arbeit behandelt werden. Ziel ist es dabei, einen Überblick über die Spezifikationen des Muskelaufbautrainings mit dem Fokus auf den Oberkörper zu geben sowie Hintergrundwissen zum Muskelaufbau und den ebenfalls für den Muskelaufbau essenziellen Themen Ernährung und Regeneration zu geben. So können Anfänger diese Arbeit für ihren Trainingseinstieg heranziehen und erhalten gebündelt Hintergrundinformationen zur Thematik, Trainingspläne sowie Ideen für Alltagsgegenstände als Trainingsgeräte. Dafür wird zunächst ein Überblick über die Bestandteile und Funktion des aktiven Bewegungsapparats gegeben sowie folgend die Grundlagen des Muskelaufbaus sowie die größeren Muskeln des Oberkörpers, die im Trainingsplan eines Anfängers Erwähnung finden sollten, näher behandelt. Des Weiteren finden einige Kraftübungen bereits Erwähnung. Im nächsten Punkt wird näher auf das Training für Anfänger und die Spezifikationen, welche dabei beachtet werden müssen, eingegangen. Hier werden auch die Ernährung, Energiebereitstellung und Regeneration beim Training erläutert. Im nächsten Abschnitt wird zunächst beschrieben, wie Alltagsgegenstände als Trainingsgeräte umfunktioniert werden können, bevor drei Kursstunden in Form zweier Satztrainings sowie einem Zirkeltraining für Anfänger folgen, in denen das Training mit eben diesen Alltagsgegenständen sowie die Ausführung der einzelnen Übungen beschrieben wird. In einem abschließenden Fazit werden noch einmal die wichtigsten Erkenntnisse dieser Arbeit zusammengefasst.

2. Aktiver Bewegungsapparat und die Funktionsweise von Muskeln

Der menschliche Körper besteht aus einem aktiven sowie einem passiven Bewegungsapparat. Der passive Bewegungsapparat umfasst das gesamte Skelettsystem, das u.a. aus Knochen, Bändern und Gelenken besteht und sorgt beispielsweise für die Statik im menschlichen Körper[1]. Der aktive Bewegungsapparat besteht aus den Skelettmuskeln und dessen Hilfsorganen, den Sehnen, Schleimbeuteln, Sehnenscheiden und den Sesambeinen[2]. Die Skelettmuskeln können ihre Länge sowie Form aktiv verändern und machen Bewegungen erst möglich. Sie sichern unter anderem auch die dazugehörigen Gelenken.[3]

Abbildung 1: Aufbau eines Muskels[4]

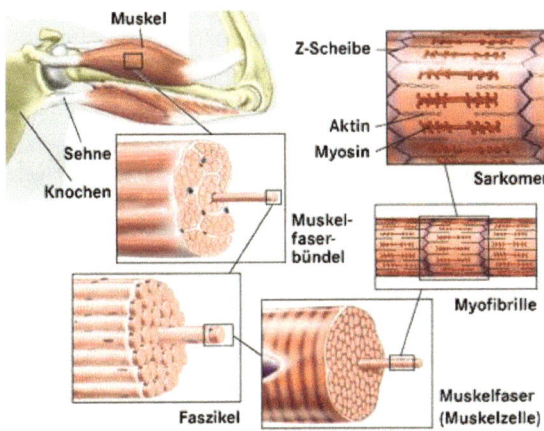

Ein Skelettmuskel setzt sich aus einem Muskelbauch und den dazugehörigen Sehnen zusammen, die den Muskelbauch an den Knochen befestigen. Die Bestandteile eines Muskels, welche dafür sorgen, dass sich dieser kontrahieren, also zusammenziehen kann, bezeichnet man als Myofibrillen. Diese Myofibrillen bestehen aus den kontraktilen Elementen Aktin und Myosin. Die Sarkomere sind die kleinsten Bestandteile der Myofibrillen und werden von den Z-Scheiben voneinander getrennt, diese Verlaufen quer zur Verlaufsrichtung der Myofibrillen. Die Aktinfilamente sind wiederum an den Z-Scheiben befestigt, zwischen ihnen befinden sich mittig des Sarkomers die Myosinfilamente. Die Myosinfilamente schieben ihre Enden zwischen die Aktinfilamente. In regelmäßigen Abständen ragen aus dem Schwanzteil die Myosinköpfchen hervor. Bei der Kontraktion eines Muskels, schieben sich die

[1] Vgl. Kullmer, Gunter/ Richard, Hans Albert (2012): Biomechanik: Grundlagen und Anwendungen auf den menschlichen Bewegungsapparat, Paderborn, S. 2
[2] Vgl. Gerke, Thomas (2012): Sport Anatomie, Hamburg, S. 38
[3] Vgl. Kullmer, Gunter/ Richard, Hans Albert (2012): Biomechanik: Grundlagen und Anwendungen auf den menschlichen Bewegungsapparat, Paderborn, S. 3
[4] Entnommen aus: Apotheken Umschau (2020): Muskeln und Muskelbeschwerden", www.apotheken-umschau.de/Muskeln (Zugriff am 11.06.2020)

Myosinfilamente weit zwischen die Aktinfilamente, dadurch verringert sich die Länge des Sarkomers und somit auch die Länge des gesamten Muskels. Dieser Vorgang wird ausgelöst, da sich die Myosinfilamente an die Aktinfilamente anheften und eine Art Kipp-Ruder-Bewegung durchführen.[5]

2.1. Muskelaufbau

Durch eine zielgerichtete Trainingsmaßnahme des Oberkörpers und planmäßige Durchführung des Trainings wird eine Verbesserung der körperlichen Leistungsfähigkeit erzielt. Passt sich der Organismus an seine Umwelt an, spricht man von Adaption.[6] Durch das Krafttraining vergrößert sich der Muskelumfang, bei dieser Anpassung des Körpers spricht man von Muskelhypertrophie. Die Muskelhypertrophie kann durch zwei unterschiedliche Wege zustande kommen: Erhöht sich die Anzahl der Muskelfasern, spricht man von Faserhyperplasie. Verlängert sich dagegen die Kreuzbrückenfläche einzelner Fasern, ist von Faserhypertrophie die Rede.[7] Untersuchungen haben gezeigt, dass sowohl die Hyperplasie als auch die Hypertrophie zur Vergrößerung des Muskelquerschnitts beitragen. Der Beitrag der Hyperplasie für den Muskelaufbau ist allerdings gering.[8] Bisher gab es beim Menschen keine Studie zur Muskelhyperplasie, es konnte ausschließlich bei Tieren festgestellt werden, dass eine Hyperplasie möglich ist.[9] Die Vergrößerung des Muskels ist also hauptsächlich von der Vergrößerung einzelner Fasern und nicht so sehr von der Vermehrung der Faserzahl abhängig.[10]

Es gibt verschiedenste Theorien für das Wachstum der Muskulatur, die bis heute nicht komplett aufgeklärt wurden. Eine der weitverbreitetsten Annahmen vom Aufbau von Muskulatur besagt, dass durch das zielgerichtete Trainieren des Muskels der Proteinkatabolismus, also der Abbau von Muskelproteinen, aktiviert wird. In der darauffolgenden Erholungsphase läuft die Muskelproteinsynthese verstärkt ab, diese Phase wird als anabole, also aufbauende Phase beschrieben. Darin werden verstärkt

---

[5] Vgl. Gerke, Thomas (2012): Sport Anatomie, Hamburg, S. 38
[6] Vgl. Kraemer, J. William /Zatsiorsky, M. Vladimir (2019): Krafttraining: Praxis und Wissenschaft, Aachen, S. 20
[7] Vgl. Kraemer, J. William /Zatsiorsky, M. Vladimir (2019): Krafttraining: Praxis und Wissenschaft, Aachen, S. 84
[8] Vgl. Kraemer, J. William /Zatsiorsky, M. Vladimir (2019): Krafttraining: Praxis und Wissenschaft, Aachen, S. 86
[9] Vgl. Akademie für Sport und Gesundheit (2020): Muskelaufbau - was du zu Physiologie, Training & Ernährung wissen musst, www.akademie-sport-gesundheit.de/magazin/muskelaufbau.html#Hyperplasie (Zugriff am 13.06.2020)
[10] Vgl. Kraemer, J. William /Zatsiorsky, M. Vladimir (2019): Krafttraining: Praxis und Wissenschaft, Aachen, S. 86

Muskelproteine aufgebaut.[11] Ist der Trainingsreiz also stark genug, passt sich der Körper an und ist nach der Erholungsphase über seinem Niveau von davor. In der Folge bedeutet das aber auch: Hat der Körper sich an die Belastung gewöhnt, muss ein größerer Trainingsreiz gesetzt werden, damit wiederum ein neuer Reiz für die Adaption, also hier den Muskelaufbau, gesetzt wird. Findet eine solche Muskelhypertrophie statt, spricht man von einer Superkompensation.[12]

Auch die Übungsreihenfolge ist für den Erfolg des Muskelaufbaus von essenzieller Bedeutung und entscheidet nicht nur, wie effektiv das Training verläuft, sondern auch, welche Anpassungen hervorgerufen werden. Die Reihenfolge der Übungen muss also mit dem Ziel zusammenpassen. Übungen können in Verbundübungen, auch Grundübungen genannt, sowie in Hilfsübungen (Isolationsübungen) eingeteilt werden. Bei einer Grundübung arbeiten unterschiedlich große Muskeln zusammen, so kann ein relativ schweres Gewicht bewegt werden. Daher sollten die Grundübungen bereits früh im Training ausgeführt werden, damit die Ermüdung kein Problem darstellt.[13] Die Grundübung schließt also mehrere Muskelgruppen mit ein, eine Isolationsübung zielt dagegen hauptsächlich darauf ab, einen Muskel, der durch die Grundübungen bereits vorermüdet wurde, noch einmal isoliert zu belasten und auszureizen. Die Grundübungen sollten also generell vor den Hilfsübungen ausgeführt werden.

2.2. Muskeln am Oberkörper und dazugehörige Kraftübungen

Im Folgenden werden nun die Muskeln des Oberkörpers sowie dazugehörige Übungen näher erläutert. Um ein ganzheitliches Training zu ermöglichen, sollten neben dem Oberkörper auch der Unterkörper sowie die Rumpfmuskulatur trainiert werden. Der Unterkörper wird aufgrund des Fokus der vorliegenden Arbeit an dieser Stelle nicht gesondert behandelt, ist aber deshalb nicht weniger von Bedeutung.

Der Oberkörper eines Menschen setzt sich aus verschiedensten großen und kleinen Muskeln zusammen. Diese sind: die Kapuzenmuskeln, der Große Brustmuskel sowie der Deltamuskel, der Bizeps und der Trizeps, der Vordere Sägemuskel, der Kopfnicker, der Brustbeinzungenbeinmuskel, der Gerade Bauchmuskel, der Äußere

---

[11] Vgl. Kraemer, J. William /Zatsiorsky, M. Vladimir (2019): Krafttraining: Praxis und Wissenschaft, Aachen, S. 87
[12] Vgl. Kraemer, J. William /Zatsiorsky, M. Vladimir (2019): Krafttraining: Praxis und Wissenschaft, Aachen, S. 87
[13] Vgl. Stoppani, Jim (2019): Krafttraining Die Enzyklopädie, München, S. 11

schräge Bauchmuskel, der Armbeuger sowie der Oberarmspeichenmuskel, der Große Rundmuskel und der Breite Rückenmuskel.[14]

Abbildung 2: Wichtige Muskeln des Körpers, Vorderseite[15]

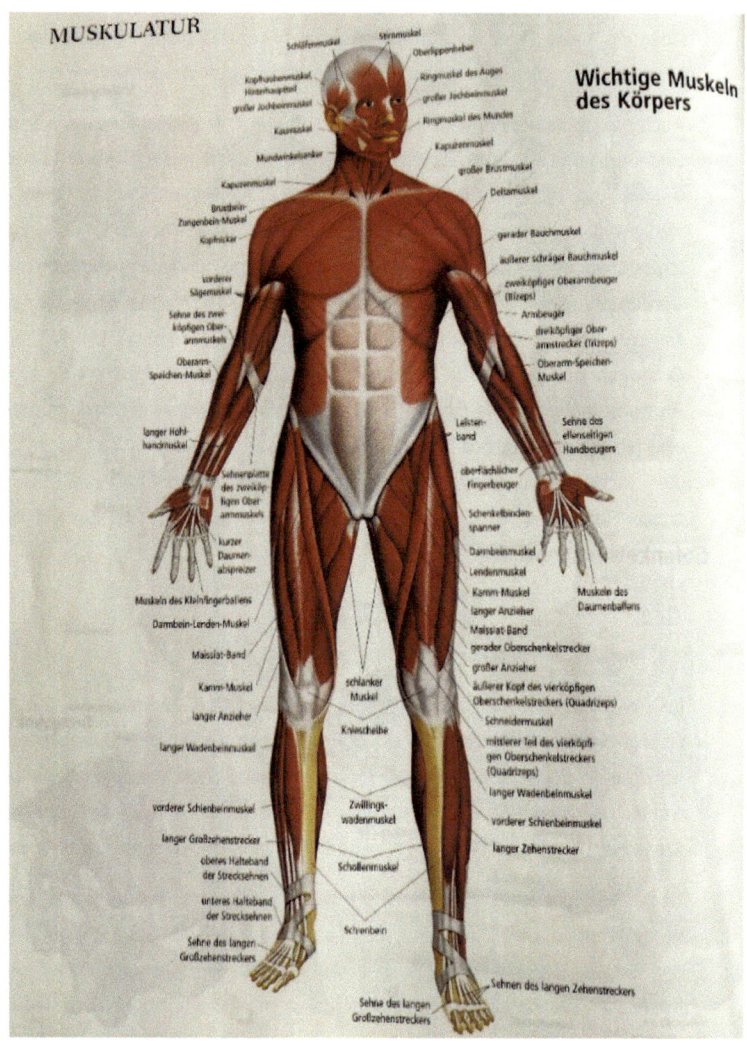

---

[14] Vgl. Cheers, Gordon (2004): Anatomica, Königswinter, S. 726
[15] Entnommen aus: Cheers, Gordon (2004): Anatomica, Königswinter, S. 726

Abbildung 3: Wichtige Muskeln des Körpers, Rückseite und Seitenansicht[16]

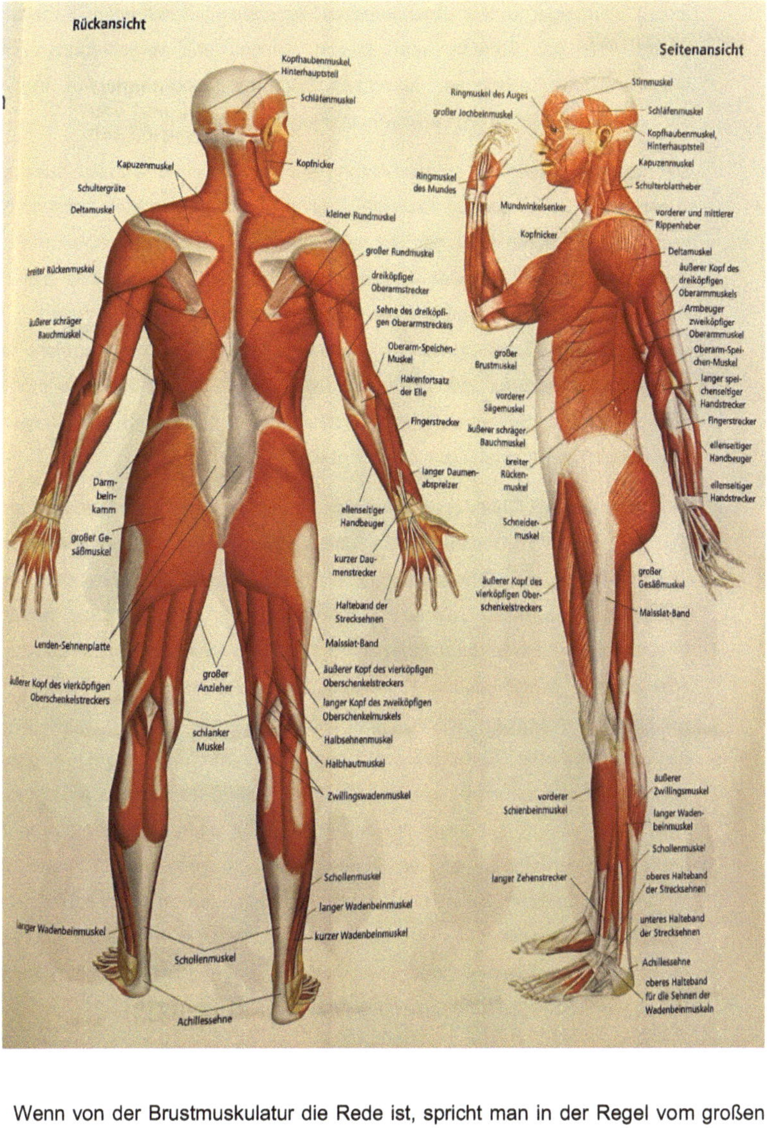

Wenn von der Brustmuskulatur die Rede ist, spricht man in der Regel vom großen Brustmuskel, dem Pectoralis Major. Trainiert werden kann dieser durch Drückübungen, wie beispielsweise dem Bankdrücken, Schrägbankdrücken oder der

---

[16] Entnommen aus: Cheers, Gordon (2004): Anatomica, Königswinter, S. 727

Liegestütz. Bei Isolationsübungen für die Brust wird das Ellbogengelenk nicht bewegt. Isolationsübungen können unter anderem Fliegende mit Kurzhanteln, Kabelzüge über Kreuz oder der Butterfly sein. Es ist sinnvoll, mit verschiedenen Übungen abzuwechseln. So können Muskelfasern, die eher oben verlaufen, in der Mitte verlaufen oder auch unten verlaufen, trainiert werden.[17]

Der Deltamuskel befindet sich am Anfang des Oberarms und setzt sich aus drei Teilen zusammen, die an unterschiedlichen Stellen des Schultergürtels entspringen. Alle drei Teile verlaufen zu einer Sehne, die mit dem Humerus (Oberarmknochen) verbunden ist. Die Schulter wird in einen vorderen, mittleren und hinteren Teil eingeteilt, diese können durch unterschiedliche Übungen getroffen werden. Bei der Verbundübung Schulterdrücken, können alle drei Anteile erreicht werden. Isolationsübungen für den Schultermuskel sind: Frontheben (Hauptbelastung: vorderer Anteil), Seitheben (Hauptbelastung: seitlicher Anteil) oder Vorgebeugtes Seitheben (Hauptbelastung: hinterer Anteil).[18]

Die Rückseite des Oberkörpers setzt sich aus den Rückenmuskeln zusammen. Unter dem Begriff Rücken versteht man hauptsächlich den Musculus latissimus Dorsi, dieser verläuft vom Oberarmansatz bis zum Gesäß. Weiterhin zählt auch der Musculus teres major (Großer Rundmuskel) und der Musculus rhomboideus (Rautenmuskel) sowie der mittlere und untere Anteil des Trapezmuskels dazu, diese arbeiten bei verschiedenen Rückenübungen mit. Die zwei bedeutungsvollsten Rückenmuskelübungen setzen sich aus Zugübungen wie beispielsweise den Klimmzügen oder Latzügen und Ruderübungen wie dem vorgebeugtem Langhantelübungen, dem Rudern mit der T-Stange oder dem Rudern am Kabelzug zusammen. Die Zugübungen zielen mehr auf den oberen sowie äußeren Teil des breiten Rückenmuskels ab, die Ruderübungen konzentrieren sich eher auf den mittleren und unteren Bereich des Rückenmuskels und den mittleren Trapezmuskel. Eine weitere Rückenübung wäre beispielsweise der Überzug. Da der Trapezmuskel bei einem ausgiebigen Rückentraining bereits mitarbeiten musste, wird dieser in den anhängenden Kursbildern für Anfänger nicht isoliert trainiert.[19]

Der Rücken schließt auch die tiefe Rückenmuskulatur mit ein. Die Muskeln in diesem Bereich stützen die Wirbelsäule und ermöglichen Bewegungen wie das Strecken nach hinten. Diese tiefliegende Muskulatur umfasst den großen Rückenstrecker, zu

---

[17] Vgl. Stoppani, Jim (2019): Krafttraining Die Enzyklopädie, München, S. 54
[18] Vgl. Stoppani, Jim (2019): Krafttraining Die Enzyklopädie, München, S. 56
[19] Vgl. St Stoppani, Jim (2019): Krafttraining Die Enzyklopädie, München, S. 60

dem der Musculus longissimus thoracis, der Musculus iliocostalis, der Musculus quadratus lumborum und der Musculus spinalis throracis gehören. Übungen für den unteren Rücken sind beispielsweise das Rückenstrecken und Good Mornings.[20]

Der Trizeps setzt sich aus drei Muskelköpfen am Oberarm zusammen, die sich auf dessen Rückseite befinden: dem Caput laterale (seitlicher Kopf), dem Caput longum (langer Kopf) und dem Caput mediale (mittlerer Kopf). Jeder Kopf entspringt an einem anderen Punkt, am untersten Punkt verbinden sich alle Köpfe zu einer gemeinsamen Sehne, diese verläuft über den Ellbogen und ist mit der Elle verbunden. Wird der Trizeps kontrahiert, zieht das eine Streckung im Ellbogen mit sich. Vergleichbar ist diese Bewegung mit dem Hämmern. Der Trizeps kann durch Verbund- und Isolationsübungen angesprochen werden. Die Verbundübungen setzen sich aus einer Streckung im Ellbogen und einer Bewegung der Schulter zusammen (Dips oder enges Bankdrücken). Die Isolationsübungen haben nur eine Streckung im Ellbogen zur Folge, es wird kein anderes Gelenk bewegt, ein Beispiel hierfür wären Kickbacks mit einer Kurzhantel.[21]

Der Biceps brachii setzt sich aus zwei Muskelköpfen an der Vorderseite des Oberarms zusammen, dem Caput longum (langer Kopf) und dem Caput breve (kurzer Kopf). Die Sehne des langen Kopfes befindet sich weiter hinten am Schulterblatt, als die des kurzen Kopfes. Beide Köpfe laufen zu einer Sehne nach dem Ellbogen zusammen, diese ist wiederrum mit der Speiche verbunden. Der Ellbogen wird bei der Kontraktion des Bizepses gebeugt, etwa wie bei den Kurzhantel-Curls. Der Bizeps wird bei der Beugung des Arms vom Armbeuger (Musculus brachialis) unterstützt. Dieser entspringt am Oberarmknochen, ist mit der Elle verbunden und liegt hinter dem Bizeps. Der Unterarmmuskel Musculus brachioradialis unterstützt die Beugung ebenfalls, hauptsächlich dann, wenn die Hände neutral ausgerichtet sind, also beispielsweise beim Hammer Griff. Durch das Wechseln der Griffbreite können die Köpfe des Bizepses unterschiedlich angesprochen werden, mit einem engeren Griff erreicht man z.B. eher den Caput longum.[22]

3. Training für Anfänger

Das Training für Anfänger sollte sorgfältig geplant sein und richtig begonnen werden, da ein Anfänger lange nicht mehr oder sogar noch nie trainiert hat. Jede Art des

---

[20] Vgl. Stoppani, Jim (2019): Krafttraining Die Enzyklopädie, München, S. 58-59
[21] Vgl. S Stoppani, Jim (2019): Krafttraining Die Enzyklopädie, München, S. 61-62
[22] Vgl. Stoppani, Jim (2019): Krafttraining Die Enzyklopädie, München, S. 63

Krafttrainings sorgt für eine andere körperliche Anpassung. Das Training wird anhand eines Stufenmodells aufgebaut, jede Stufe baut auf dem Trainingsstand und Wissen der jeweils unteren Stufe auf. Auf jeder Stufe wird ein anderes Ziel verfolgt. Das Modell hilft unter anderem dabei, Verletzungen zu vermeiden.

Bevor das Krafttraining beginnt, sollte sich der Sportler aufwärmen. Dadurch wird der Körper sowie auch der Geist auf das Training vorbereitet. Wer mit seinen Gedanken noch nicht wirklich beim Training angekommen ist, sollte sich mit einer leichten Ausdauerbelastung aufwärmen. Möglich wäre hier beispielsweise ein Fahrradergometer, hierbei sollte der Trainierende leicht ins Schwitzen kommen und sein Herzkreislaufsystem aktivieren. Die Dauer des Aufwärmens auf einem Cardiogerät sollte ca. 5 bis 10 Minuten andauern.[23] Möglich ist auch ein Aufwärmen in den einzelnen Kraftübungen selbst. Beispielsweise könnten 20 bis 30 Wiederholungen mit leichtem Wiederstand in je zwei Serien ausgeführt werden. Dadurch nimmt die Dichte der Knorpel zu und die Sehnen werden elastischer.[24] Eine Studie von K. Taylor zeigt beispielsweise auf, dass Sportler durch einen Körpertemperaturanstieg von 0,16 Grad Celsius schon 6 Prozent höher springen und 10 Prozent mehr Kraft entwickeln können.[25]

Motivation ist für den Trainingserfolg notwendig und hilfreich, trotzdem sollte der Anfänger das Training mit geringerer Belastung beginnen, da der Passive Bewegungsapparat, also die Knorpel, Sehnen und Bänder, mehr Zeit benötigt, um sich an die Belastung zu gewöhnen.[26]

In der ersten Trainingsstufe, dem sogenannten Vortraining, wird der Durchgang einer Übung jeweils beendet, bevor die Muskulatur ermüdet. Wer dieses Prinzip als Anfänger ignoriert, läuft Gefahr, sich zu verletzen. Darunter leidet auf Dauer die Gesundheit und auch der Spaß am Training. Abgesehen von der Stufe des Vortrainings, sollte nach der letzten Wiederholung eine Ermüdung des Muskels eintreten. Das Vortraining sollte folgendermaßen gestaltet werden:

---

[23] Vgl. Stoppani, Jim (2019): Krafttraining Die Enzyklopädie, München, S.8

[24] Vgl. Baur, Christof/ Thurner, Bernd/ Wuillemet, Sascha (2005): Muskeln: Anatomie und Training, Augsburg, S. 25

[25] Vgl. Taylor, K. (2011): „Warm-Up affects diurnal variation in power outpout", International Journal of Sports Medicine 32(3), S. 185-189

[26] Vgl. Baur, Christof/ Thurner, Bernd/ Wuillemet, Sascha (2005): Muskeln: Anatomie und Training, Augsburg, S.19

Abbildung 4: Spezifikationen und Aufbau des Vortrainings[27]

Wiederholungen	15 - 20
Belastungszeit	30 - 40 Sekunden
Durchgänge	2 - 3
Pausen	30 Sekunden
Trainingseinheiten pro Woche	2 - 3
Trainingseinheiten gesamt	Minimum 5, höchstens 10
Trainingseffekt	• Vorbereitung auf höhere Belastungen • Verbesserung der Belastbarkeit des Passiven Bewegungsapparats (Knorpel, Sehnen, Bänder u.a.)
Zielgruppe	• Anfänger, die seit Jahren keinen Sport mehr betrieben haben • Menschen mit Beschwerden am Bewegungsapparat (Wirbelsäule, Knie, Hüfte usw.)

Der Trainingsplan für Anfänger sollte sich auf ein Ganzkörpertraining beschränken, dieses Training sollte die wichtigsten Muskelgruppen abdecken. Durch das Ganzkörpertraining kann jeder Muskel mehrfach pro Woche trainiert und ausreichend gereizt werden.[28] Wenn eine Übung wie beispielsweise der Bizeps-Curl eine Beugung und Senkung des Unterarms vorsieht und diese Bewegung einmal ausgeführt wurde, spricht man von einer Wiederholung. Wie schnell oder langsam eine Wiederholung ausgeführt wird, wird durch die Belastungszeit angegeben. So wird eine optimale Geschwindigkeit der einzelnen Wiederholungen gewährleistet. Ein Durchgang wird durch die vorgegebene Anzahl an Wiederholungen für das jeweilige Ziel definiert. Um einen optimalen Reiz zu setzen, sollten mehrere Sätze durchgeführt werden. Zwischen den einzelnen Durchgängen wird eine Pause eingehalten. In Abhängigkeit der Dauer und der vorherigen Belastung können so unterschiedliche Anpassungen erreicht werden. Die Minimalanzahl der Trainingseinheiten pro Woche sollte eingehalten werden. Durch Erhöhung der Anzahl der wöchentlichen

---

[27] Eigene Darstellung, vgl. Baur, Christof/ Thurner, Bernd/ Wuillemet, Sascha (2005): Muskeln: Anatomie und Training, Augsburg, S.19
[28] Vgl. Stoppani, Jim (2019): Krafttraining Die Enzyklopädie, München, S. 43

Trainingseinheiten, kommt der Sportler irgendwann an seine zeitliche Grenze. Tritt dies ein, wird auf die nächste Stufe gewechselt. [29]

Der Bewegungsapparat hat sich durch die erste Trainingsstufe an die höheren Belastungen gewöhnt. Dennoch sollte vor der dritten Stufe zunächst die zweite Stufe in Form des Kraftausdauertrainings erfolgen: In dieser Stufe wird die Basis für den späteren Muskelaufbau in Stufe 3 gelegt. Beim Kraftausdauertraining werden die Energievorräte des Muskels vergrößert, speziell die Speicher für die energiereichen Phosphate und Kohlenhydrate, die eine wichtige Voraussetzung für spätere intensive Muskelaufbaureize darstellen. Das Kraftausdauertraining sollte folgendermaßen gestaltet werden:

Abbildung 5: Spezifikationen und Aufbau des Kraftausdauertrainings[30]

Wiederholungen	15 - 30 und mehr
Belastungszeit	30 - 60 Sekunden und mehr
Durchgänge	3 - 5
Pausen	20 - 30 Sekunden
Trainingseinheiten pro Woche	2 - 4
Trainingseinheiten	Minimum 10, höchstens 20
Trainingseffekt	• Verbesserung der Kraftausdauer • Geringer Muskelzuwachs • geringe Verbesserung des Herz-Kreislauf-Systems in Abhängigkeit von der eingesetzten Muskelmasse • Vorbereitung auf höhere Belastungen
Zielgruppe	• Anfänger, die nach einer Trainingspause von maximal einem Jahr wieder mit dem Krafttraining beginnen • Ausdauersportler, die durch ein begleitendes Training ihre Leistung steigern wollen

[29] Vgl. Baur, Christof/ Thurner, Bernd/ Wuillemet, Sascha (2005): Muskeln: Anatomie und Training, Augsburg, S.18
[30] Eigene Darstellung, vgl. Baur, Christof/ Thurner, Bernd/ Wuillemet, Sascha (2005): Muskeln: Anatomie und Training, Augsburg, S. 20

In der dritten Trainingsstufe, dem Muskelaufbautraining selbst, wird am eigentlichen Ziel, der Vergrößerung der Muskulatur gearbeitet. Hier werden langfristig Erfolge erzielt.[31] Das Muskelaufbautraining setzt sich zusammen aus:

Abbildung 6: Spezifikationen und Aufbau des Muskelaufbautrainings[32]

Wiederholungen	8 - 15
Belastungszeit	20 - 30 Sekunden
Durchgänge	3 - 5
Pausen	1 - 2 Minuten
Trainingseinheiten pro Woche	2 - 3
Trainingseinheiten gesamt	Minimum 20, solange, bis die gewünschte Veränderung eingetreten ist.
Trainingseffekt	• Muskelwachstum durch Verdickung der Muskelfasern • Verbesserung der Maximalkraft • Formveränderung durch Muskelaufbau • Straffung der Muskulatur • Geringer Fettabbau
Zielgruppe	• Fortgeschrittene, die Muskelmasse aufbauen wollen, ihre Muskulatur straffen wollen • Sportler in allen Nicht-Ausdauer-Disziplinen

Die vierte Trainingsstufe bezieht sich auf das Maximalkrafttraining, welches Personen mit viel Erfahrung helfen kann, ein Plateau zu überwinden, Abwechslung in einen Trainingsplan zu bringen und die Maximalkraft zu erhöhen, um bei der Stufe des Muskelaufbaus mehr Kraft zu haben und von einem besseren Muskelaufbau zu profitieren.[33] Da die Zielgruppe der vorliegenden Arbeit Anfänger mit dem Ziel des

---

[31] Vgl. Baur, Christof/ Thurner, Bernd/ Wuillemet, Sascha (2005): Muskeln: Anatomie und Training, Augsburg, S. 20
[32] Eigene Darstellung, vgl. Baur, Christof/ Thurner, Bernd/ Wuillemet, Sascha (2005): Muskeln: Anatomie und Training, Augsburg, S. 21
[33] Vgl. Baur, Christof/ Thurner, Bernd/ Wuillemet, Sascha (2005): Muskeln: Anatomie und Training, Augsburg, S. 21

Muskelaufbaus sind, wird auf die vierte Trainingsstufe im Folgenden nicht näher eingegangen.

3.1. Ernährung, Energiebereitstellung, Regeneration

Durch den Verzehr von Lebensmitteln wird der menschliche Körper mit sieben wesentlichen Grundbestandteilen versorgt: Wasser, Mengenelemente, Spurenelemente, Vitamine, Eiweiße, Fette und Kohlenhydrate.[34] Das wichtigste Bedürfnis des menschlichen Körpers ist das Anliegen, seinen Energiebedarf zu decken. Jede Aktivität, also auch das Training, kostet Stoffwechselenergie. Die Verbindung Adenintriphosphat (ATP) deckt diesen Bedarf. Das ATP wird in den Mitochondrien, den Kraftwerken der Zellen, gebildet. Die Herstellung entsteht hauptsächlich durch den Abbau von Kohlenhydraten und Fetten. Eiweißbausteine und Alkohole können ebenfalls für die Herstellung von ATP hergezogen werden, stehen dabei allerdings nicht im Vordergrund. ATP kann nur dann gebildet werden, wenn Sauerstoff vorhanden ist. Kohlenhydrate stellen eine Ausnahme dar, diese können auch ohne das Beisein von Sauerstoff verstoffwechselt werden.[35] Das ATP ist für die Kontraktion eines Muskels unentbehrlich. Der Vorrat an ATP in unserem menschlichen Körper ist relativ klein und reicht lediglich für zwei bis drei Sekunden aus. Damit der Trainierende die Dauer seiner Durchgänge zu Ende bringen kann, produziert der menschliche Körper neues ATP, für diesen Vorgang greift er auf das Kreatinphosphat zurück, dieses liefert für ca. zehn Sekunden Energie. Bei einer Trainingsdauer von länger als zehn Sekunden greift der Körper auf größere Energiespeicher zurück, die Kohlenhydrate. Diese sind in der Muskulatur sowie in der Leber gespeichert und liefern für etwa eine Stunde Energie. Erst wenn die Arbeit der Muskulatur über eine Stunde andauert, greift der Körper auf die nächste Energiequelle zurück, die Fette. Das Fett ist hauptsächlich unter der Haut gespeichert.[36] Die körpereigenen Speicher aus Kohlenhydraten und Fetten wurden gebildet, da der Körper sich in der Urzeit nicht auf die Nahrung als einzige ATP-Quelle verlassen konnte, so kann der Körper auch in Zeiten der Nahrungsknappheit überleben und Kalorienüberschüsse können sinnvoll gespeichert werden. [37]

---

[34] Vgl. Von Loeffelholz, Christian (2018): Ernährungsstrategien in Kraftsport und Bodybuilding, Arnsberg, S. 21

[35] Vgl. Von Loeffelholz, Christian (2018): Ernährungsstrategien in Kraftsport und Bodybuilding, Arnsberg, S. 21

[36] Vgl. Baur, Christof/ Thurner, Bernd/ Wuillemet, Sascha (2005): Muskeln: Anatomie und Training, Augsburg, S. 32

[37] Vgl. Von Loeffelholz, Christian (2018): Ernährungsstrategien in Kraftsport und Bodybuilding, Arnsberg, S. 21

Fette tragen maßgeblich zum Geschmack von verschiedensten Lebensmitteln bei. Daneben stellen sie Energie in Form von Kalorien bereit, außerdem sind einige Vertreter der Fettfamilie essenziel, also lebensnotwendig. Bei dessen Abwesenheit würde nicht nur die Gesundheit, sondern auch die Leistungsfähigkeit beeinträchtigt werden.[38] Wichtig ist dabei, dass gesunde Fettquellen herangezogen werden, wie etwa Olivenöl. Auf Industrielle Produkte wie Tiefkühlpizza, Chips oder ähnliches sollte weitestgehend verzichtet werden, da diese Transfettsäuren enthalten, die einen negativen Einfluss auf die Figur und Gesundheit haben.[39] Die Deutsche Gesellschaft für Ernährung empfiehlt, dass maximal 30 Prozent der täglichen Energie durch Fette gedeckt werden sollten.[40]

Wie bereits erklärt, sind Kohlenhydrate wichtig für die Leistungsfähigkeit eines Sportlers, der Füllzustand der Kohlenhydratspeicher (Glykogenspeicher) hängt stark mit der Leistungsfähigkeit des Trainierenden zusammen. Die Kohlenhydrate können als die bedeutendste Energiequelle des Sportlers angesehen werden. Das Internationale Olympische Komitee empfiehlt für Sportler eine Aufnahme von 6 bis 10g pro kg Körpergewicht. Wie bei den Fetten sollte auch hier auf die Wahl der Lebensmittel geachtet werden, besonders geeignet sind daher komplexe Kohlenhydrate, wie u.a. Vollkornprodukte, Kartoffeln oder Reis. Sie bieten eine gute Sättigungswirkung und darüber hinaus eine hohe Nährstoffdichte, liefern also neben Energie auch Vitamine, Mineralstoffe, Spurenelemente und sekundäre Pflanzenstoffe. Ebenso geeignet und nährstoffreich sind Vertreter der Kategorien Obst und Gemüse wie zum Beispiel Äpfel, Beeren oder Kohlgemüse. Diese Nährstoffe wirken sich positiv auf den Stoffwechsel aus und fördern die sportliche Leistungsfähigkeit. Nicht geeignete Kohlenhydratquellen sind u.a. Süßwaren, Torten und Weißmehlprodukte.[41]Nährstoffe sind allerdings nicht nur für die Bereitstellung von Energie verantwortlich, sie dienen ebenfalls als Baustein für Zellgewebe und als Stoffwechsel-Regulatoren. Die wichtigsten Bausteine für die Bildung von Körpergewebe, also auch für den Aufbau von Muskulatur, stellt das Nahrungseiweiß (Proteine) dar.[42] Die Proteine bestehen aus langen Reihen einzelner

---

[38] Vgl. Von Loeffelholz, Christian (2018): Ernährungsstrategien in Kraftsport und Bodybuilding, Arnsberg, S. 113
[39] Vgl. Baur, Christof/ Thurner, Bernd/ Wuillemet, Sascha (2005): Muskeln: Anatomie und Training, Augsburg, S. 33
[40] Vgl. Verbraucherzentrale (2020): Wie viel Fett am Tag gehört zu einer gesunden Ernährung? www.verbraucherzentrale.de/wissen/lebensmittel/gesund-ernaehren/wie-viel-fett-am-tag-gehoert-zu-einer-gesunden-ernaehrung-40798 (Zugriff am: 10.06.2020)
[41] Vgl. Deutsches Ernährungsberatungs- und Informationsnetz (2020): Sporternährung – Ernährungsempfehlung, www.ernaehrung.de/tipps/sport/kohlenhydrate-proteine-fette.php (Zugriff am 10.06.2020)
[42] Vgl. Von Loeffelholz, Christian (2018): Ernährungsstrategien in Kraftsport und Bodybuilding, Arnsberg, S. 21

Eiweißbausteine, den Aminosäuren. Es gibt etwa 20 verschiedene für den Stoffwechsel relevante Aminosäuren. Diese können in elf entbehrliche (der Körper kann sie selbst herstellen) und neun unentbehrliche Aminosäuren (müssen mit der Nahrung aufgenommen werden) unterschieden werden. In Zusammenarbeit mit den Mikronährstoffen (Vitamine, Mengenelemente, Spurenelemente) greifen die Proteine außerdem in Form von Enzymen mit verschiedensten Funktionen in den Stoffwechsel ein.[43] Um die nach dem Training geschädigten Struktureiweiße der beanspruchten Muskulatur reparieren zu können, müssen Proteine zugeführt werden.[44] Die Deutsche Gesellschaft für Ernährung empfiehlt eine Eiweißaufnahme von 0,8g bis 1,2g pro Kilogramm Körpergewicht. Um sich nach dem Training optimal erholen zu können und Muskulatur aufzubauen, sollte dieser Wert überschritten werden. Man geht hier im Optimalfall von ca. 1,5 bis 2,5 Gramm pro Kilogramm Körpergewicht aus.[45] Besonders bei Trainingsanfängern besteht anfangs ein erhöhter Proteinbedarf, bei regelmäßigem Training können Proteine meist besser verwertet werden. Geeignete tierische Proteinquellen sind z.B. mageres Fleisch, Milchprodukte oder Käse. Geeignete pflanzliche Quellen sind z.B. Hülsenfrüchte oder Getreide. Tierische Proteinquellen können unerwünschte Begleitstoffe wie Fette, Cholesterin oder Purine mit sich bringen. Daher sollten neben tierischen Quellen auch pflanzliche herangezogen werden. Die erhöhte Aufnahme von Eiweiß bringt eine erhöhte Nierenbelastung mit sich, daher steigt auch der Flüssigkeitsbedarf.[46]

Es sollte insgesamt auf eine gesunde Basisernährung geachtet werden.[47] Die folgende Ernährungspyramide klassifiziert Nahrungsmittel in verschiedene Gruppen ein, sie gibt einen Anhaltspunkt welche Nahrungsmittel man für eine gesunde Basisernährung öfter oder weniger oft zu sich nehmen sollte. Die unterste Stufe sagt aus, was in größeren Mengen verzehrt werden sollte, nach oben hin sollte der Konsum immer geringer werden.

---

[43] Vgl. Von Loeffelholz, Christian (2018): Ernährungsstrategien in Kraftsport und Bodybuilding, Arnsberg, S. 22
[44] Vgl. Von Loeffelholz, Christian (2018): Ernährungsstrategien in Kraftsport und Bodybuilding, Arnsberg, S. 197
[45] Vgl. Baur, Christof/ Thurner, Bernd/ Wuillemet, Sascha (2005): Muskeln: Anatomie und Training, Augsburg, S. 35
[46] Vgl. Deutsches Ernährungsberatungs- und Informationsnetz (2020): Sporternährung – Ernährungsempfehlung, www.ernaehrung.de/tipps/sport/kohlenhydrate-proteine-fette.php (Zugriff am 10.06.2020)
[47] Vgl. Baur, Christof/ Thurner, Bernd/ Wuillemet, Sascha (2005): Muskeln: Anatomie und Training, Augsburg, S. 33

Abbildung 7: Ernährungspyramide[48]

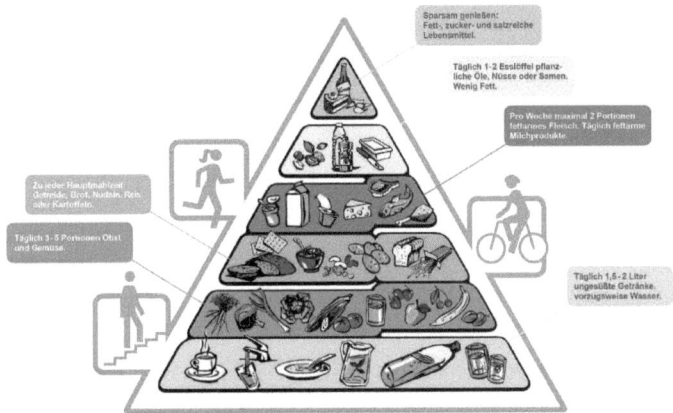

Die Zunahme von Muskelmasse und der Abbauprozess von Körperfett benötigen gegensätzliche Stoffwechselsituationen sowie Hormone. Der Muskelaufbau kostet den Körper viel Energie: Nahrungsproteine müssen als Baustoffe in den Organismus transportiert werden, die Muskelproteinbiosynthese muss reibungslos funktionieren und das Muskelgewebe wächst langfristig an. Ein größerer Muskel benötigt in der Folge außerdem zusätzliche Energie.[49] Um also einen effektiven Muskelaufbau zu gewährleisten, sollte neben der Verteilung der einzelnen Nährstoffe und einer gesunden Basisernährung auf einen Überschuss an Energie geachtet werden. Täglich sollten ca. 500 Kalorien mehr konsumiert, als verbrannt werden. Bei äußerst umfangreichen Trainingseinheiten kann der Überschuss auf bis zu 1000 Kalorien erhöht werden.[50]

Das Training setzt den Reiz für das Muskelwachstum. In der Phase der Regeneration und vor allem während des Schlafs finden der Aufbau von Muskulatur sowie die meisten Regenerationsprozesse im Körper statt. Daher sollte auch der Regeneration ausreichend Aufmerksamkeit geschenkt werden. So sollte der Trainings-Anfänger ausreichend schlafen sowie aktive (sanftes Stretching, Auslaufen nach einer Trainingseinheit) und passive Regenerationsmaßnahmen (Maßnahmen, die die Durchblutung anregen, ohne den Körper aktiv zu bewegen, z.B. Massagen, Sauna) vornehmen. Auch die Ernährung hat maßgeblich Einfluss auf die Regeneration:

---

[48] Abbildung vgl. Osteoporose Selbsthilfegruppen Dachverband e.V. (2020): Ernährungspyramide, www.osd-ev.org/osteoporose-therapie/osteoporose-ernaehrung/ernaehrungspyramide/ (Zugriff am 10.06.2020)
[49] Vgl. Von Loeffelholz, Christian (2018): Ernährungsstrategien in Kraftsport und Bodybuilding, Arnsberg, S. 272
[50] Vgl. Von Loeffelholz, Christian (2018): Ernährungsstrategien in Kraftsport und Bodybuilding, Arnsberg, S. 279

Durch eine ausgewogene Ernährung wird die Regenerationszeit und dadurch auch das Muskelwachstum um ein Vielfaches beschleunigt. Neben der körperlichen Regeneration sollte auch darauf geachtet werden, dass die mentale Regeneration nicht zu kurz kommt, also z.B. die Förderung von motivierenden oder auch ablenkenden Gedanken.[51]

4. Kursbilder: Alltagsgegenstände als Trainingsgeräte

Es gibt die unterschiedlichsten Geräte für das Krafttraining. Sie können in drei Kategorien eingeteilt werden: Die erste Kategorie bietet während des gesamten Übungsablaufs einen konstanten Widerstand, Kategorie zwei bietet einen regelbaren Widerstand und Kategorie drei eine konstante Geschwindigkeit des Bewegungsablaufs. Es gibt auch Geräte, die nicht in diese Kategorien passen, wie Geräte für das Vibrationstraining. In den meisten Fällen bieten Kraftgeräte einen konstanten Widerstand in Form eines Gewichtsblocks. Durch dessen Masse und die Schwerkraft wird beim Anheben ein Widerstand erzeugt. Wird ein freies Gewicht als Trainingsgegenstand verwendet, wird das Objekt als Ganzes während einer Bewegungsausführung auf- und ab bewegt. Von freien Gewichten spricht man, wenn das Gewicht in jede Richtung frei beweglich ist. Üblicherweise sind damit Lang- und Kurzhantelsysteme gemeint, es kommt jedoch auch die Masse jedes anderen Objekts als Widerstand in Frage, wie z.B. Alltagsgegenstände von Zuhause.[52] Es gibt die unterschiedlichsten Gründe, weshalb man von Zuhause aus trainieren möchte oder auf Alltagsgegenstände zurückgreifen muss, beispielsweise wenn kein Fitnessstudio im Umkreis vorhanden ist, man zeitlich flexibel sein möchte oder wie jüngst durch die Schließung der Fitnessstudios aufgrund der Corona-Pandemie. Mit etwas Einfallsreichtum kann nahezu jeder Gegenstand zum Trainingsgerät werden. In Frage kämen z.B. Wasserflaschen, Wasserkästen, ein Rucksack gefüllt mit Büchern oder Handtücher. Diese Gegenstände sowie weitere finden in den folgenden Kursbildern bei verschiedenen Übungen Anwendung. Um auch den Unterkörper nicht zu vernachlässigen, sind darin ebenfalls Beinübungen enthalten. Diese sind bewusst gegen Ende der jeweiligen Kurse platziert, um den Fokus Oberkörper zu bewahren. Die Reihenfolge der Übungen ist so gewählt, dass der Rücken als größte Muskelgruppe des Oberkörpers als Erstes trainiert wird. Der weitere Übungsaufbau orientiert sich daran, daher beginnen die Hauptteile der Kurse nicht im Stehen, sondern in Bauch- oder Rückenlage.

---

[51] Vgl. Kierdorf, Christian (2015): Krafttraining: Schneller Muskelaufbau, Aachen, S.418
[52] Vgl. Stoppani, Jim (2019): Krafttraining Die Enzyklopädie, München, S. 25

4.1. Kursstunde 1: Satztraining (3-Phasen-Kurs)

Ziel: Muskelaufbau, Zielgruppe, Fokus: Oberkörpertraining, Dauer: 60 Minuten, Teilnehmer: 10

Vorinstruktion (ca. 3 Minuten): Pünktlich und ansprechbar sein, Begrüßung und Vorstellung der Kursinhalte: Krankheitsbilder und Befinden erfragen, auflockernde Sätze für eine angenehme Atmosphäre und um das Gemeinschaftsgefühl zu stärken. Gegenstände vorbereiten.

Einleitender Teil (Warm Up): Ziel: körperliche und mentale Vorbereitung auf die bevorstehende Belastung sowie Prophylaxe von Verletzungen, Dauer: 10 Minuten

Bewegungsmuster	Zielsetzung	Didaktische Hinweise	Oberkörperbewegung	Belastungsparameter/Zeit
1. March	Warm Up/ im Kurs ankommen	Auf der Stelle gehen, OK aufrecht, Knie leicht gebeugt, Hände offen (Finger spreizen), Arme leicht anwinkeln, tiefes Ein- und ausatmen	Arme werden langsam mit nach oben genommen.	1 Minute
2. Toe Tap	Warm Up/ Mobilisation Sprunggelenk, Kniegelenk Ellbogen	Auf der Stelle, Fußspitze austrecken, Knie angewinkelt, OK aufrecht, Hände offen	Bizeps-Curl	1 Minute
3. Side Step	Warm Up/ Mobilisation Hüft- und Schultergelenk	Knie leicht gebeugt, Beine abwechselnd öffnen und schließen, Hände max. auf Schulterhöhe anheben	Seitheben	1 Minute
4. Kneelift	Warm Up/ Mobilisation Hüftgelenk	Knie max. auf Hüfthöhe anheben (max. 90 Grad).		1 Minute
5. Wirbelsäulenrotation	Warm Up/ Mobilisation Wirbelsäule	Arm rotiert zur gegenüberliegenden Seite, anderer Arm wird in die Hüfte gestellt		1 Minute
6. Seitneigung	Warm Up/ Mobilisation Wirbelsäule	Hüftbreiter Stand, OK aufrecht, abwechselnd nach links und rechts neigen	Arme seitlich nach unten schieben	1 Minute
7. Boxen und Handgelenk kreisen	Warm Up/ Mobilisation Schulter, Ellbogen und Handgelenk	Hüftbreiter Stand, OK aufrecht, Arme nach vorne strecken	Boxen und Handgelenk kreisen	1 Minute
8. Super Woman/Superman	Warm Up/ Gleichgewichtssinn schulen, tiefliegende Muskulatur aktivieren	Auf einem Bein stehen, OK nach vorne neigen	Arme vor den Körper strecken	30 Sekunden linkes Bein / 30 Sekunden rechtes Bein
9. Katzenbuckel	Warm Up/ Mobilisation Wirbelsäule	Hüftbreiter Stand, leicht in die Knie gehen, Rücken Wirbel für Wirbel aufrollen.		1 Minute
10. Schwimmer	Warm Up/ Mobilisation Schulter	Rückengerecht in Bauchlage, Schulterblätter hinten zusammenziehen, Arme leicht angewinkelt nach oben führen	Arme seitlich in halbrunder Bewegung wieder zum Körper führen.	1 Minute

Zwischen Warm Up und Hauptteil: Kurze Trinkpause von zwei Minuten, kurzes Durchatmen

20

Hauptteil: Toning Part

Ziel: Übungen zur Steigerung der Kraft und dem Aufbau von Muskulatur, Dauer: 35 Minuten Belastungsparameter: Pro Übung werden 12 Wiederholungen durchgeführt, jede Wiederholung dauert 5 Sekunden an, zwischen den Übungen wird 15 Sekunden pausiert. Sind alle elf Übungen absolviert, wird erneut von vorn gestartet. Insgesamt finden zwei Durchgänge statt. Nach dem ersten gesamten Durchgang wird 4 Minuten pausiert.

Übungen im Wechsel	Zielsetzung	Didaktische Hinweise	Alltagsgegenstände/ Varianten	Belastungsparameter
1. Latzug zur Brust	Muskelaufbau, M. latissimus dorsi, M. trapezius pars ascendens, M. rhomboideus, M. biceps brachii	Bauchlage, Schulterblätter zusammenziehen und fixieren, Handtuch nach vorne führen, bis Arme leicht angewinkelt sind, Brust anheben, Blick Richtung Boden senken, Handtuch zur Brust ziehen.	Zusammengerolltes Handtuch, Variation durch Handtuchlänge, wenn zu intensiv, erst als Trockenübung ohne Handtuch durchführen.	2 Durchgänge 12 Wiederholungen 5 Sekunden pro Wiederholung
2. Liegestützen	Muskelaufbau, M. pectoralis major, M. triceps brachii, M. deltoideus	Liegestützposition einnehmen, Hände auf Höhe der Schultern platzieren, Ellbogen in 45 Grad zum Oberkörper, Körper nach unten ablassen, anschließend wieder nach oben drücken.	Wenn zu intensiv, Knie auf dem Boden abstellen, Handbreite variieren, wenn mehr Belastung notwendig, Rucksack gefüllt mit Büchern aufsetzen (Zusatzgewicht).	2 Durchgänge 12 Wiederholungen 5 Sekunden pro Wiederholung
3. Rudern	Muskelaufbau, M. trapezius, M. deltoideus (hinterer Anteil), M. teres major, M. latissimus dorsi, M. biceps brachii	Auf Boden setzen, Beine vor Körper ausstrecken (leicht angewinkelt), Oberkörper aufrichten, Schulterblätter zusammenziehen, Ellbogen eng am Körper führen und etwas hinter den Oberkörper ziehen.	Elastische Spanngurte (z.B. für Fahrräder oder Autos), wenn mehr Belastung notwendig, Längen variieren, doppelt nehmen für mehr Widerstand. Wenn zu intensiv, zwei Gurte ineinander verhaken oder einen längeren Gurt wählen.	2 Durchgänge 12 Wiederholungen 5 Sekunden pro Wiederholung
4. Fliegende	Muskelaufbau, M. pectoralis major, M. deltoideus, M. triceps brachii	Auf den Boden setzen, OK aufrichten, Kopf in Verlängerung der Wirbelsäule, Gurt auf Höhe Schulterblätter, Arme zur Seite strecken, vor der Brust zusammenführen. Ellbogen bleiben dauerhaft in der gleichen Position.	Elastische Spanngurte (wie etwa für Fahrräder oder Autos), wenn mehr Belastung notwendig, Längen variieren, doppelt nehmen für mehr Widerstand. Wenn zu intensiv, zwei Gurte ineinander verhaken oder einen längeren Gurt wählen.	2 Durchgänge 12 Wiederholungen 5 Sekunden pro Wiederholung
5. Schulterdrücken	Muskelaufbau, M. deltoideus, M. triceps brachii	Auf den Boden setzen, wenn mehr Stabilität nötig, an der Wand anlehnen. Ellbogen leicht vor den Körper, Handgelenke auf Höhe der Ellbogen, Arme nach oben drücken.	Wasserflaschen 0,5L, 0,75L, 1L, 1,5L oder 2L, wenn zu wenig Widerstand: Kanister.	2 Durchgänge 12 Wiederholungen 5 Sekunden pro Wiederholung

6. Rudern mit abgespreizten Oberarmen	Muskelaufbau, M. deltoideus (hinterer Anteil). M. trapezius, M. terres major. M. biceps brachii	Kanutenstand, Ellbogen vom OK abspreizen, Schulterblätter zusammenziehen, Unter- und Oberarm im 90 Grad Winkel nach hinten führen, Kopf in Verlängerung der Wirbelsäule.	Wasserflaschen 0,5L, 0,75L, 1L, 1,5L oder 2L, wenn zu wenig Widerstand Kanister.	2 Durchgänge 12 Wiederholungen 5 Sekunden pro Wiederholung
7. Trizepsdrücken hinter dem Kopf	Muskelaufbau, M. triceps brachii	Hüftbreiter Stand, OK aufrecht, Ober- und Unterarme hinter den Kopf, Oberarme nach oben strecken und wieder senken.	Wasserflaschen 0,5L, 0,75L, 1L, 1,5L oder 2L, wenn zu wenig Widerstand Kanister.	2 Durchgänge 12 Wiederholungen 5 Sekunden pro Wiederholung
8. Kniebeuge	Muskelaufbau, Unterkörper quadriceps femoris, M. ischiocrurales, M. gluteus maximus M.	Hüftbreiter Stand, Knie leicht gebeugt, Gesäß nach hinten unten führen, Bauch und Rumpf sind angespannt und wieder nach oben aufrichten. Das Gewicht auf die Fersen verlagern.	Vorerst als Übung ohne zusätzlichen Widerstand ausführen, wenn Widerstand zu gering, Rucksack gefüllt mit Büchern aufsetzen, Jump-Squat oder Pistol-Squat ausführen.	2 Durchgänge 12 Wiederholungen 5 Sekunden pro Wiederholung
9. Bizeps-Curls	Muskelaufbau, M. biceps brachii	Hüftbreiter Stand, Knie leicht gebeugt, Ellbogen eng am OK, Daumen nach außen, Unterarm in Richtung Oberarm beugen.	Wasserflaschen 0,5L, 0,75L, 1L, 1,5L oder 2L, wenn zu geringer Widerstand: Wasserkasten mit Griff oder Kanister.	2 Durchgänge 12 Wiederholungen 5 Sekunden pro Wiederholung
10. Ausfallschritte	Muskelaufbau, Unterkörper quadiceps femoris, M. ischiocrurales, M. gluteus maximus M.	Bauch angespannt, Gewicht auf die Fersen verlagern, großer Schritt nach vorne und Knie absenken und kurz über dem Boden stoppen, wieder nach oben drücken.	Vorerst ohne Zusatzgewicht ausführen. Wenn mehr Widerstand notwendig: Wasserflasche 0,5L, 0,75L, 1L, 1,5L oder 2L, Kanister, oder Rucksack gefüllt mit Büchern	2 Durchgänge 12 Wiederholungen pro Bein 5 Sekunden pro Wiederholung
11. Arm diagonal zum Bein	Stärkung Rumpf und Bauchmuskulatur	Aufgerichteter Stand, Bein nach oben anheben (maximal auf Hüfthöhe) und entgegengesetzten Ellbogen diagonal zum entgegengesetzten Knie führen.	Mit angewinkeltem Knie arbeiten, wenn Belastung zu hoch, Hand so nah an das Knie führen wie möglich, wenn Belastung zu gering, jeweiliges Bein austrecken.	2 Durchgänge 12 Wiederholungen pro Arm 5 Sekunden pro Wiederholung

Zwischen Hauptteil und Ausklang: Kurze Trinkpause von zwei Minuten, kurzes Durchatmen

Ausklang: Stretch Part (8 Minuten):

Ziel: Regeneration des Körpers, Verbesserung der Dehnfähigkeit, Muskeltonus senken, durch ruhige Atmosphäre zur Ruhe kommen.

Belastungsparameter: Die Dehnübung wird jeweils 25 Sekunden gehalten, es wird 10 Sekunden pausiert und die gleiche Dehnung erneut begonnen. Dehnübung 7 und 8 werden pro Bein jeweils 30 Sekunden gehalten, es erfolgt pro Bein nur ein Durchgang und daher keine Pause.

Übung	Muskelgruppe	Didaktik
1. Aufrechter Stand, Kopf zur Seite neigen, entgegengesetzten Arm in Richtung Boden ziehen.	M. trapezius	Oberkörper aufrecht, Blick nach vorne, hüftbreiter Stand.
2. „Baum umarmen": Arme angewinkelt nach vorne schieben, Schulterblätter nach vorne ziehen.	M. deltoideus, M. trapezius, M. teres major (Schulterblatt umgebende Muskulatur)	Blick nach vorne, Becken aufgerichtet
3. Aufgerichteter Stand, Hände angewinkelt nach hinten schieben.	M. pectoralis major	Daumen zeigen nach hinten oben „zur Decke". Schulterblätter ziehen nach hinten unten, Kopf in Verlängerung der Wirbelsäule.
4. „Elefantenrüssel": einen Arm in den anderen legen und zur Seite ziehen	M. deltoideus	Oberkörper aufrecht, Arm leicht gebeugt, Kopf in Verlängerung der Wirbelsäule
5. Auf die Knie kommen, Ausfallschritt ausführen und das Becken nach vorne schieben	M. iliopsoas	Oberkörper aufrecht, Unterkörper nach vorne in die Dehnposition schieben, Hände auf das Knie
6. In den Sitz kommen, Beine angewinkelt nach vorne abstellen, Kinn an Brust ziehen und mit Händen Sprunggelenke umgreifen, zu einem „kleinen Paket" machen.	M. erector spinae	Kinn bleibt an der Brust, leicht nach vorne ziehen, Position langsam auflösen
7. Rückenlage, ein Bein durchstrecken und über Hüfte heben.	M. ischiocrurales	Kopf ablegen, Bein durchstrecken
8. Bauchlage, Ferse zieht in Richtung Po	M. quadriceps	Sprunggelenk vorsichtig umgreifen, Fuß in Richtung Po ziehen, Kopf auf einer Hand abgelegen.

Verabschiedung: Für den Besuch des Kurses bedanken, die Teilnehmer loben und im Anschluss beratend zur Verfügung stehen und Fragen beantworten, einen schönen Tag wünschen und zum nächsten Kurs einladen.

4.2. Kursstunde 2: Zirkeltraining (3-Phasen-Kurs)

Ziel: Muskelaufbau, Zielgruppe: Anfänger, Fokus: Oberkörpertraining, Dauer: 60 Minuten, Teilnehmer: 10

Vorinstruktion (4 Minuten): Pünktlich vor Ort sein, die Teilnehmer begrüßen, Vorstellung der Kursinhalte (Fokus), Wissensvermittlung, Befindlichkeit/Krankheitsbilder der Teilnehmer erfragen: auflockernde Sätze für eine angenehme Atmosphäre und um das Gemeinschaftsgefühl zu stärken. Alle Stationen des Zirkeltrainings in knappen Schlagworten vorzeigen und erklären (15 bis 30 Sekunden pro Station). Die Gruppengröße festlegen (Teilnehmer geteilt durch die Stationen) und Teilnehmer den Stationen zuordnen.

Einleitender Teil (Warm Up):

Ziel: körperliche und mentale Vorbereitung auf die bevorstehende Belastung sowie Prophylaxe von Verletzungen. Dauer: 8 Minuten

Zeit/ bpm	Übung und Inhalt	Ziel der Übung	Didaktische Hinweise	Ablauf und Organisation
8 Minuten 115 bpm	In den Kurs einfinden, Stimmung auflockern	Warm Up des gesamten Körpers	Vom einfachen zum komplexen (Start mit einfachem Laufen, nach 3 Minuten kommt das Klatschen hinzu, nach weiteren 3 Minuten der Sprung) Beim Sprung leicht in die Knie gehen, Schritttempo im Takt, beim Klatschen Arme ausstrecken (nur leicht angewinkelt lassen)	Die Teilnehmer bewegen sich zur Musik im gesamten Raum, beim Pfeifen des Trainers klatschen sie in ihre Hände und beim Aussetzen der Musik springen sie in die Luft.

Zwischen Warm Up und Hauptteil: Kurz einen Schluck trinken

Hauptteil: Ziel: Übungen zur Steigerung von Kraft und dem Aufbau von Muskulatur.

Belastungsparameter: Jede Übung besteht aus 12 Wiederholungen, die jeweils 5 Sekunden andauern, insgesamt werden 3 Durchgänge durchgeführt. 1 Minute Belastungszeit und 30 Sekunden Pause. Nach den ersten beiden gesamten Durchgängen wird 2 Minuten pausiert, nach dem letzten Durchgang bleibt jeder Teilnehmer an einer Station und begibt sich in die Ausgangsposition für das Cool Down. Dauer: 43 Minuten.

Übung/Station	Alltagsgegenstand/Variante	Zielsetzung	Didaktische Hinweise	Belastungsparameter
1. Rudern	Wasserkasten/Wäschekorb, das Gewicht kann durch Hinzu- oder Wegnahme von bspw. Flaschen variiert werden	Muskelaufbau, M. trapezius, M. deltoideus (hinterer Anteil), M. teres major, M. latissimus dorsi, M. biceps brachii	Leicht in die Knie gehen, Hüft- bis Schulterbreiter Stand, OK in Richtung Boden, Kopf in Verlängerung der Wirbelsäule, Ellbogen eng am OK in Richtung Bauchnabel ziehen.	12 Wiederholungen, 5 Sekunden pro Wiederholung
2. Bankdrücken	Wasserflaschen 0,5L, 0,75L, 1L, 1,5L oder 2L.	Muskelaufbau, M. pectoralis major, M. deltoideus, M. triceps brachii	Rückenlage, Schulterblätter nach hinten ziehen, Gesäß fest auf den Boden, Beine angewinkelt abstellen. Handgelenke auf Höhe der Ellbogen und Oberarme im 45 Grad Winkel zum Oberkörper positionieren.	12 Wiederholungen, 5 Sekunden pro Wiederholungen
3. Latzug isometrisch	Handtuch, Stuhl und Tür, Variation durch Stärke des Zugs. Mehr Widerstand durch festeres Ziehen am Handtuch, weniger Widerstand durch leichteres Ziehen.	Muskelaufbau, hintere Kette, M. latissimus dorsi, M. teres major, M. trapezius, M. rhomboideus major, M. biceps brachii	Handtuch zusammen rollen und über eine Tür legen, den Oberkörper leicht nach hinten neigen, Schulterblätter zusammen ziehen, „stolze Brust".	1 Minute halten
4. Dips	Stuhl, Zusatzgewicht in Form einer Wasserflasche auf den Schoß legen, für weniger Widerstand, den Bewegungsablauf verkürzen, diesen von Training zu Training steigern.	Muskelaufbau, M. pectoralis major, M. deltoideus, M. triceps brachii	Handgelenke auf der Sitzfläche des Stuhls abstützen, Ellbogen auf Höhe der Handgelenke positionieren, Oberkörper absenken und wieder nach oben drücken.	12 Wiederholungen, 5 Sekunden pro Übung
5. Seitheben	Wasserflaschen 0,5L, 0,75L, 1L, 1,5L oder 2L	Muskelaufbau, M. deltoideus (hauptsächlich mittlerer Anteil)	Hüftbreiter Stand, Arme leicht angewinkelt anheben (Hände maximal auf Schulterhöhe)	12 Wiederholungen, 5 Sekunden pro Übung
6. Kreuzheben	Wasserkasten / Wäschekorb, das Gewicht kann durch Hinzu- oder Wegnahme von bspw. Flaschen variiert werden	Muskelaufbau, M. ischiocrurales, M. gluteus maximus, M. quadriceps femoris, M. errector spinae, M. soleus. Kräftigen der Rumpfmuskulatur und Griffkraft	Hüftbreiter Stand, Knie leicht gebeugt, Gewicht auf die Fersen verlagern, Po nach hinten unten führen, Rumpfspannung aufbauen, Objekt eng an den Beinen nach oben und unten führen	12 Wiederholungen, 5 Sekunden pro Übung

7.	Hammer-Curls	Wasserflaschen 0,5L, 0,75L, 1L, 1,5L oder 2L	Muskelaufbau, M. biceps brachii, M. brachioradialis	Hüftbreiter Stand, Knie leicht gebeugt, Ellbogen eng am OK, neutraler Griff, Unterarm beugt in Richtung des Oberarms	12 Wiederholungen 5 Sekunden pro Übung
8.	Kickbacks	Wasserflaschen 0,5L, 0,75L, 1L, 1,5L oder 2L	Muskelaufbau, M. triceps brachii	Mit einer Hand abstützen, OK leicht nach vorne beugen, anderer Ober- und Unterarm im 90 Grad Winkel zu einander, Unterarm nach hinten ausstrecken	Belastung 30 Sekunden rechter Arm, 30 Sekunden linker Arm, Wechsel der Arme ansagen.
9.	Plank	Füße anheben, Hüfte drehen	Kräftigung, Rumpf/Abdomen, gesamter	Beine nach hinten aufstellen, Becken aufrichten, Körper bildet eine Linie, Blick nach unten richten	1 Minute

Zwischen Hauptteil und Cool-Down: Kurz einen Schluck trinken

Ausklang: Atemübungen (Cool-Down in ruhiger Atmosphäre)

Ziel: Durchblutung (angenehme Wärme), Abtransport von Giftstoffen, regenerative Phase einleiten, Entspannung vom Alltag.

Belastungsparameter: Phase 1 bis 3 werden 3 Mal wiederholt ehe in Phase 4 gewechselt wird. Dauer: 5 Minuten

Didaktik		Zeit
1.	In der Rückenlage mit gedimmtem Licht und ggf. Entspannungsmusik oder angenehmen Geräuschen liegen, langsam und tief einatmen, während der Phase des Einatmens werden so viele Muskeln wie möglich angespannt.	30 Sekunden
2.	Die Luft wird für einen kurzen Moment angehalten, die Muskeln bleiben angespannt.	10 Sekunden
3.	Es wird langsam und tief ausgeatmet, jeder einzelne Muskel wird nach und nach entspannt. Genießen des Gefühls von behaglicher Wärme und entspannender Schwere.	20 Sekunden
4.	Entspannt liegen bleiben, die Augen bleiben geschlossen, die Gedanken auf etwas Schönes lenken (Vorstellen des Lieblingsort z.B. das Meer, das Rauschen des Meeres hören, Sand an den Händen spüren, das Salz schmecken), entspannt und unbewusst weiter atmen, langsam wieder in die Realität zurückkehren, Arme und Beine recken und strecken, die Hände öffnen und schließen, den Kopf langsam hin und her bewegen und langsam die Augen öffnen.	2 Minuten

4.3. Kurstunde 3: Satztraining (3-Phasen-Kurs)

Ziel: Muskelaufbau, Zielgruppe: Anfänger, Fokus: Oberkörpertraining, Dauer: 60 Minuten, Teilnehmer: 10

Vorinstruktion (ca. 3 Minuten): Pünktlich und ansprechbar sein, Begrüßung und Vorstellung der Kursinhalte: Krankheitsbilder und Befinden erfragen, auflockernde Sätze für eine angenehme Atmosphäre und um das Gemeinschaftsgefühl zu stärken. Gegenstände vorbereiten.

Einleitender Teil (Warm Up):

Ziel: körperliche und mentale Vorbereitung auf die bevorstehende Belastung sowie Prophylaxe von Verletzungen. Dauer: 8 Minuten

Bewegungsmuster	Zielsetzung	Didaktische Hinweise	Oberkörperbewegung	Alltagsgegenstände	Belastungsparameter/Zeit
1. Beine abwechselnd nach vorne und hinten schieben	Warm Up, Mobilisation Hüftgelenk, Schultergelenk	Hüftbreiter Stand, Oberkörper aufrecht, Füße und Knie leicht nach außen, Knie leicht gebeugt, Beine abwechselnd nach vorne schieben.	Schulterdrücken: Arme leicht vor OK, nach oben austrecken (leicht angewinkelt)	Geschirrtücher/gefaltete Handtücher oder Wischmopp unter den Füßen	1 Minute
2. Beine abwechselnd zur Seite schieben	Warm Up, Mobilisation Hüftgelenk, Schultergelenk	Hüftbreiter Stand, OK aufrecht, Füße leicht nach außen, Knie leicht gebeugt, Beine abwechselnd zur Seite schieben.	Seitheben: Arme leicht angewinkelt zur Seite, Hände maximal auf Schulterhöhe	Geschirrtuch/ gefaltete Handtücher oder Wischmopp unter den Füßen	1 Minute
3. Leg-Curl	Warm Up, Mobilisation Kniegelenk	Hüftbreiter Stand, Knie leicht angewinkelt, Ferse Richtung Po und der OK geht tief mit.			1 Minute
4. Heel-Dig	Warm Up, Mobilisation Sprunggelenk, Handgelenk	Hüftbreiter Stand, Oberkörper aufrecht, Fersen abwechselnd nach vorne strecken.	Handgelenke kreisen: Arme leicht angewinkelt vor OK ausstrecken		1 Minute

5.	Kicks nach vorne	Warm Up, Mobilisation, Kniegelenk, Schultergelenk, Ellbogen	OK aufrecht, Knie leicht angewinkelt, Kopf in Verlängerung der Wirbelsäule	Rudern: Ellbogen eng am OK	1 Minute
6.	Oberkörperrotation mit Boxen	Warm Up, Mobilisation Schulter, Ellbogen	Hüftbreiter Stand, Oberkörper aufgerichtet	Boxen: Ellbogen leicht angewinkelt	1 Minute
7.	Hände zur Seite öffnen	Warm Up, Mobilisation Schultergelenk, HWS Bereich	Oberkörper aufrecht, Kopf in gleiche Richtung wie Hand	Arme öffnen: Finger spreizen, Arme leicht angewinkelt	1 Minute
8.	Arme über Kopf heben	Warm Up, Mobilisation Schultergelenk	Rückengerecht in Rückenlage kommen	Arme heben: Halbkreisbewegung über den Kopf	1 Minute

Zwischen Warm Up und Hauptteil: Kurz einen Schluck trinken

Hauptteil: Toning Part

Ziel: Übungen zur Steigerung der Kraft und dem Aufbau von Muskulatur. Belastungsparameter: Pro Übung werden 12 Wiederholungen durchgeführt, jede Wiederholung dauert 5 Sekunden an, zwischen den Übungen wird 15 Sekunden pausiert. Sind alle 8 Übungen absolviert, wird erneut von vorn gestartet. Insgesamt finden zwei Durchgänge statt. Nach den ersten beiden Durchgängen wird 3 Minuten pausiert, nach dem letzten Durchgang wird in das Cool-Down übergegangen. Dauer: 42 Minuten

Übungen im Wechsel	Zielsetzung	Didaktische Hinweise	Alltagsgegenstände/Varianten	Belastungsparameter	Anmerkungen
1. Rücken Crusher	Muskelaufbau, M. trapezius, M. latissimus dorsi, M. teres major, M. deltoideus (hinterer Anteil)	Rückenlage, Ellbogen im 45 Grad Winkel, OK nach oben drücken, einen Moment halten und nur bis kurz vor den Boden absenken.	Variation durch Ellbogenstellung, desto breiter, desto intensiver, Pause in der Endposition variieren.	12 Wiederholungen 5 Sekunden	
2. Butterfly	Muskelaufbau, M. pectoralis major, M. deltoideus, M. triceps brachii	Knie angewinkelt abstellen, mit den Händen zur Seite driften, beim Gefühl einer leichten Dehnung, die Hände vor dem Körper wieder zusammenführen.	Zwei kleine gefaltete Handtücher, für weniger Belastung Knie angewinkelt abstellen, für mehr Belastung Liegestützposition.	12 Wiederholungen 5 Sekunden	
3. Überzüge	Muskelaufbau, hintere Kette: M. trapezius, M. latissimus dorsi, M. teres major, M. deltoideus (hinterer Anteil)	Hände auf zwei kleine Handtücher abstützen Knie auf dem Boden setzen, Hände vor den OK austrecken und wieder in Richtung OK führen.	Zwei kleine gefaltete Handtücher, für weniger Belastung Knie angewinkelt abstellen, für mehr Belastung in die Liegestützposition wechseln.	12 Wiederholungen 5 Sekunden	
4. Kniebeugen/Schul terdrücken	Muskelaufbau, M. quadriceps femoris, m. ischiocrurales, m. gluteus maximus, m. deltoideus, m. triceps brachii	Hüftbreiter Stand, Knie leicht angewinkelt, Ellbogen leicht vor dem OK, Po nach hinten unten führen, Arme senken sich mit nach unten, beim nach oben kommen werden die Arme über den Kopf gedrückt.	Wasserflaschen 0,5L, 0,75L, 1L, 2L für das Schulterdrücken. Wenn zu wenig intensiv zusätzlich einen Rucksack gefüllt mit Büchern aufsetzen.	12 Wiederholungen 5 Sekunden	
5. Vorgebeugtes Seitheben	Muskelaufbau, hintere Kette, M. trapezius, M. teres major, M. deltoideus	Hüftbreiter Stand, Oberkörper nach vorne geneigt, Arme leicht angewinkelt nach hinten auf Schulterhöhe ziehen.	Wasserflaschen 0,5L, 0,75L, 1L, 1,2L etc.	12 Wiederholungen 5 Sekunden	
6. Bizeps mit langem Tuch	Muskelaufbau, M. biceps brachii	Handtuch auf Spannung bringen (Hände leicht nach außen ziehen), Unterarme in Richtung Oberarme beugen.	Gerolltes Handtuch, durch Länge und Spannung auf das Handtuch variieren	12 Wiederholungen Sekunden	
7. Trizeps mit langem Tuch	Muskelaufbau, M. triceps brachii	Hüftbreiter Stand, Knie leicht angewinkelt, Handtuch auf Spannung bringen (Hände leicht nach außen ziehen), Ellbogen hinter den Kopf führen (90 Grad Winkel) Handtuch nach oben drücken.	Gerolltes Handtuch, durch Länge und Spannung auf das Handtuch variieren	12 Wiederholungen 5 Sekunden	
8. Seitbeuge	Kräftigung Rumpf	Oberkörper aufrecht, eine Hand mit Gewicht ausstatten, Oberkörper seitlich senken und wieder anheben.	Wasserflasche 0,5L, 0,75L, 1L, 1,2L etc.	24 Wiederholungen 5 Sekunden	
9. Vorgebeugtes Seitheben	Muskelaufbau, hintere Kette, M. trapezius, M. teres major, M. deltoideus	Hüftbreiter Stand, Oberkörper nach vorne geneigt, Arme leicht angewinkelt nach hinten auf Schulterhöhe ziehen und wieder vor den OK ablassen.	Wasserflaschen 0,5L, 0,75L, 1L, 1,2L etc.	12 Wiederholungen 5 Sekunden	

Zwischen Hauptteil und Cool-Down: Kurz einen Schluck trinken

Ausklang: Cool-Down (7 Minuten): Regeneration des Körpers, Verbesserung der Dehnfähigkeit, Muskeltonus senken, durch eine ruhige Atmosphäre zur Ruhe kommen.

Übungs-/Bewegungsmuster und Oberkörperbewegungen	Didaktische Hinweise	Zielsetzung	Dauer
sicherer Stand	Hüftbreiter Stand, Füße leicht nach außen, Becken aufrichten, Schulterblätter nach hinten unten, Brustbein rausstrecken, Kopf in Verlängerung der Wirbelsäule	Richtige Haltung, Ausgangsposition finden.	1 Minute
Äpfel pflücken	In der Ausgangsposition „Sicherer Stand" starten, die Hände abwechselnd nach oben strecken, immer höher kommen, die Füße bleiben auf dem Boden.	Oberkörper strecken, Beweglichkeit schulen, Cool-Down	1 Minute
Arme hoch, Oberkörper tief	Die Arme oben lassen, tief fallen lassen und ausatmen, Wirbel für Wirbel langsam aufrollen Hände wieder über den Kopf und fallen lassen	Mobilisation Wirbelsäule, Entspannung	1 Minute
Seitneigung	Einen Arm oben lassen, den anderen Arm in die Hüfte stellen zur linken Seite neigen und wieder auf die Rechte Seite wechseln.	Beweglichkeit des Oberkörpers schulen	1 Minute
Rotation vor der Brust	Oberkörper aufrecht, abwechselnde Drehung Hände zusammen, nach rechts & links	Cool-Down, Mobilisation BWS	1 Minute
Auf die Seite legen	Rückengerecht auf den Boden kommen, Auf die Seite legen, Arme leicht angewinkelt neben den Körper legen und nach einer Minute die Seiten wechseln	Cool-Down, Entspannung, Beweglichkeit Oberkörper	2 Minuten (1 Minute pro Seite)

Verabschiedung: Für den Besuch des Kurses bedanken, die Teilnehmer loben und im Anschluss beratend zur Verfügung stehen und Fragen beantworten, einen schönen Tag wünschen und zum nächsten Kurs einladen.

5. Fazit

Zielsetzung der vorliegenden Arbeit mit dem Thema Krafttraining mit Alltagsgegenständen mit dem Fokus auf den Muskelaufbau am Oberkörper war es, einem Trainings-Anfänger ein umfassendes Dokument an die Hand zu geben, das nicht nur über das Krafttraining und den Muskelaufbau an sich, sondern auch über für den Muskelaufbau relevante Themen informiert. Daher wurde der Muskelaufbau und die Grundlagen des Krafttrainings genauso behandelt, wie die Muskeln am Oberkörper oder die geeignete Ernährung und Regeneration, die für den Erfolg des Krafttrainings ebenfalls maßgeblich sind. Mit den drei verschiedenen speziell für Trainings-Anfänger erstellten Kursen, die als Trainingsgeräte Alltagsgegenstände wie Wasserflaschen oder Handtücher enthalten, soll dem Trainings-Anfänger zudem ermöglicht werden, gleich nach dem Lesen der vorliegenden Arbeit, mit dem Training zu beginnen. Diese Arbeit soll somit als Leitfaden fungieren, um das Muskelaufbautraining für Trainings-Anfänger mit dem Schwerpunkt auf den Oberkörper auch von Zuhause umsetzen zu können.

6. Literaturverzeichnis

Baur, Christof/ Thurner, Bernd/ Wuillemet, Sascha (2005): Muskeln: Anatomie und Training, Augsburg

Cheers, Gordon (2004): Anatomica, Königswinter

Gerke, Thomas (2012): Sport Anatomie, Hamburg

Kierdorf, Christian (2015): Krafttraining: Schneller Muskelaufbau, Aachen.

Kraemer, J. William /Zatsiorsky, M. Vladimir (2019): Krafttraining: Praxis und Wissenschaft, Aachen

Kullmer, Gunter/ Richard, Hans Albert (2012): Biomechanik: Grundlagen und Anwendungen auf den menschlichen Bewegungsapparat, Paderborn

Stoppani, Jim (2019): Krafttraining Die Enzyklopädie, München

Taylor, K. (2011): „Warm-Up affects diurnal variation in power outpout", International Journal of Sports Medicine 32(3)

Von Loeffelholz, Christian (2018): Ernährungsstrategien in Kraftsport und Bodybuilding, Arnsberg

Literatur aus Internetquellen

Akademie für Sport und Gesundheit (2020): Muskelaufbau - was du zu Physiologie, Training & Ernährung wissen musst, www.akademie-sport-gesundheit.de/magazin/muskelaufbau.html#Hyperplasie (Zugriff am 13.06.2020)

Apotheken Umschau (2020): Muskeln und Muskelbeschwerden", www.apotheken-umschau.de/Muskeln (Zugriff am 11.06.2020)

Deutsches Ernährungsberatungs- und Informationsnetz (2020): Sporternährung – Ernährungsempfehlung, www.ernaehrung.de/tipps/sport/kohlenhydrate-proteine-fette.php (Zugriff am 10.06.2020)

Osteoporose Selbsthilfegruppen Dachverband e.V. (2020): Ernährungspyramide, www.osd-ev.org/osteoporose-therapie/osteoporose-ernaehrung/ernaehrungspyramide/ (Zugriff am 10.06.2020) Verbraucherzentrale (2020): Wie viel Fett am Tag gehört zu einer gesunden Ernährung?

www.verbraucherzentrale.de/wissen/lebensmittel/gesund-ernaehren/wie-viel-fett-am-tag-gehoert-zu-einer-gesunden-ernaehrung-40798 (Zugriff am: 10.06.2020)

BEI GRIN MACHT SICH IHR WISSEN BEZAHLT

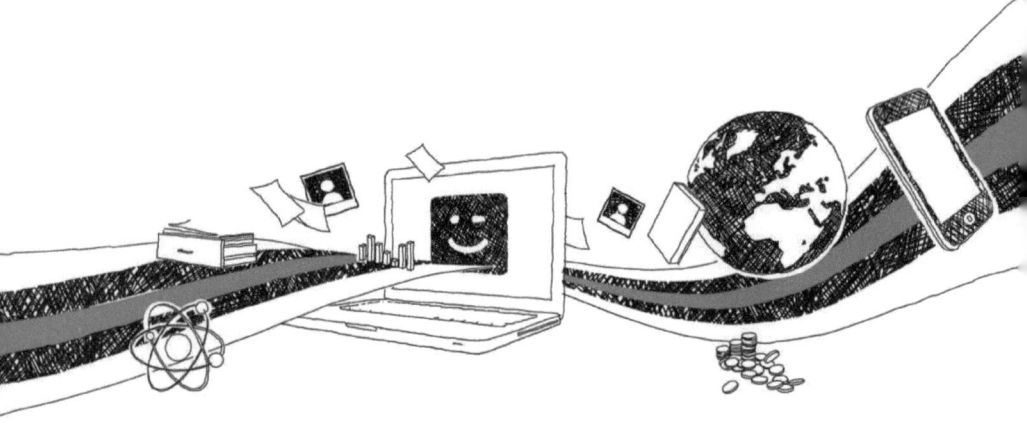

- Wir veröffentlichen Ihre Hausarbeit,
  Bachelor- und Masterarbeit

- Ihr eigenes eBook und Buch -
  weltweit in allen wichtigen Shops

- Verdienen Sie an jedem Verkauf

Jetzt bei www.GRIN.com hochladen
und kostenlos publizieren

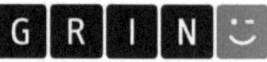